Theo von Taane

Notebook

World's best Nurse!

For:

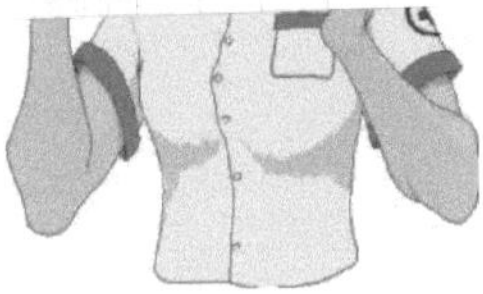

Bibliografische Information der Deutschen Nationalbibliothek:
Die Deutsche Nationalbibliothek verzeichnet diese Publikation in der Deutschen Nationalbibliografie; detaillierte bibliografische Daten sind im Internet über http://dnb.dnb.de abrufbar.

Herstellung und Verlag: BoD – Books on Demand, Norderstedt

ISBN: 9783739235097

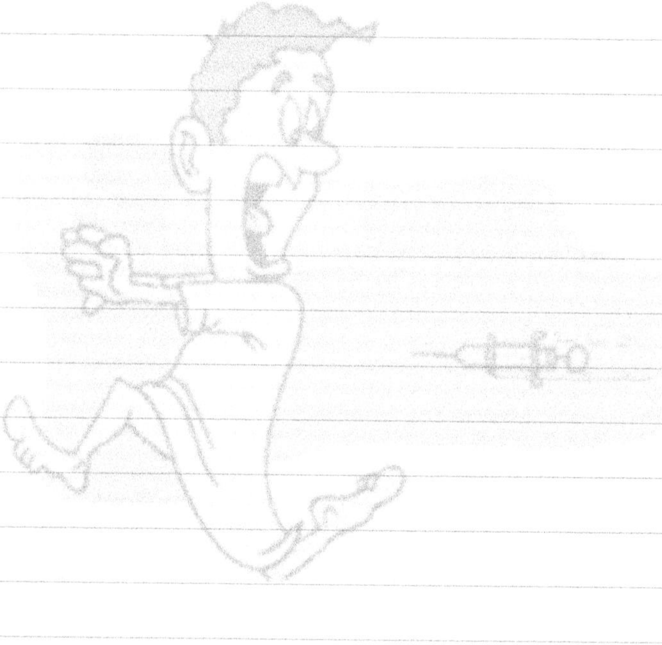

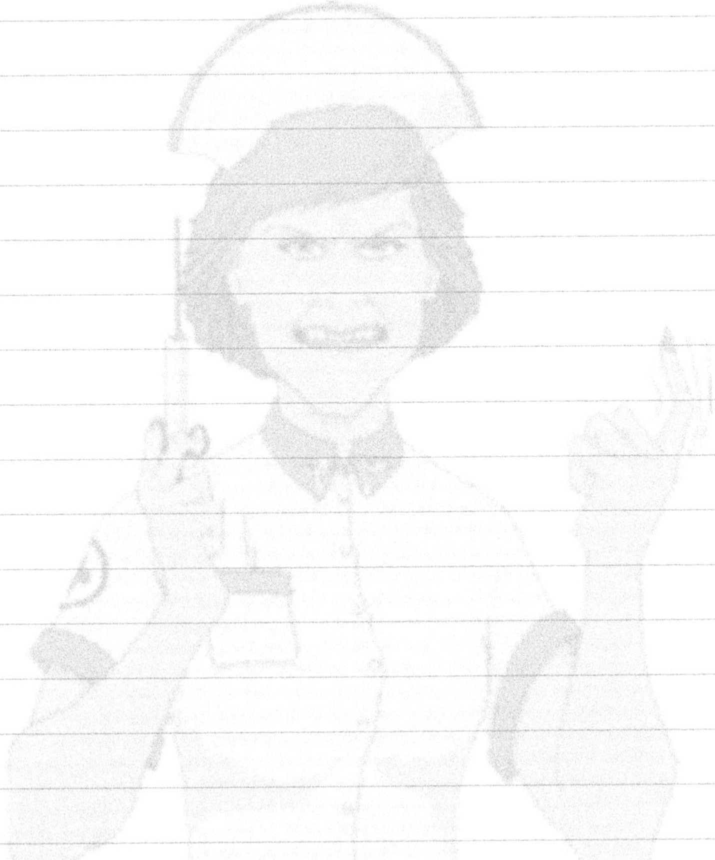

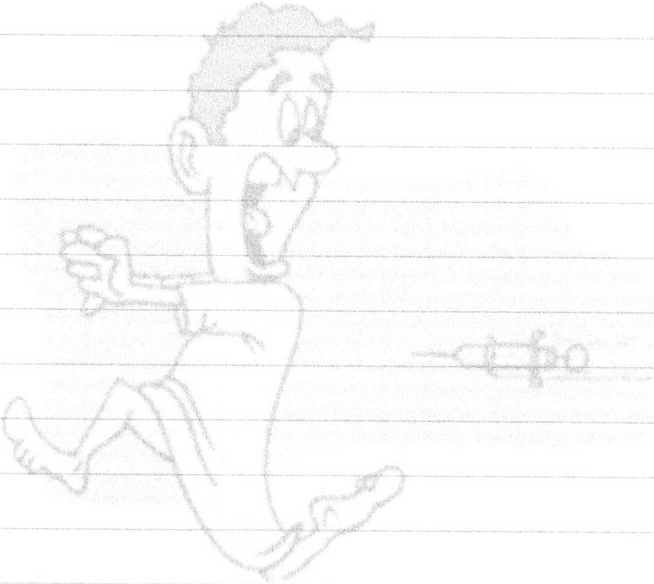

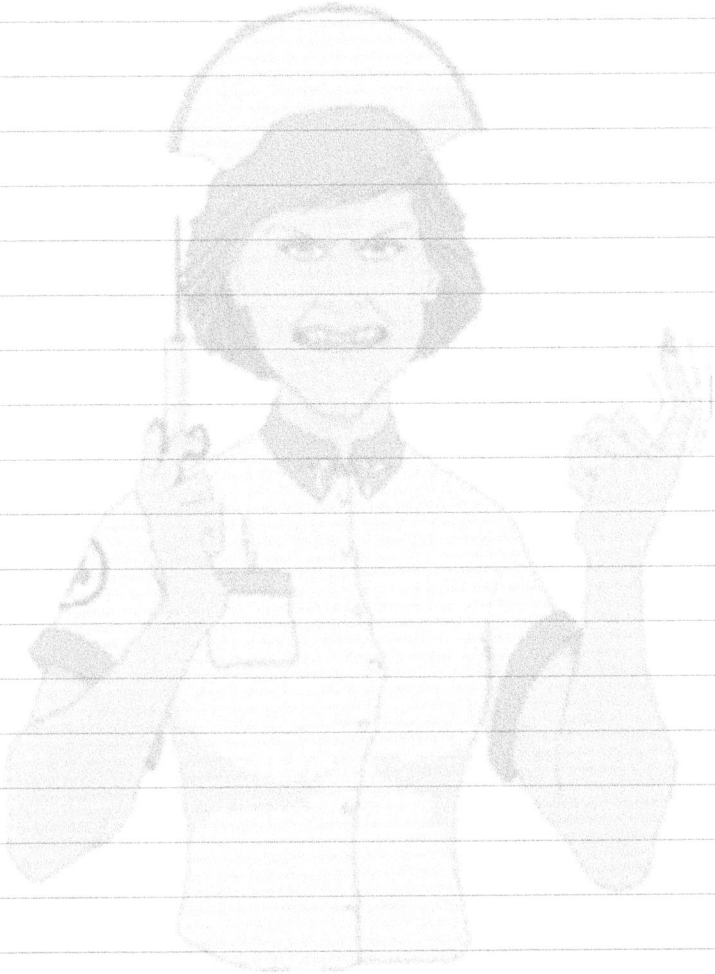

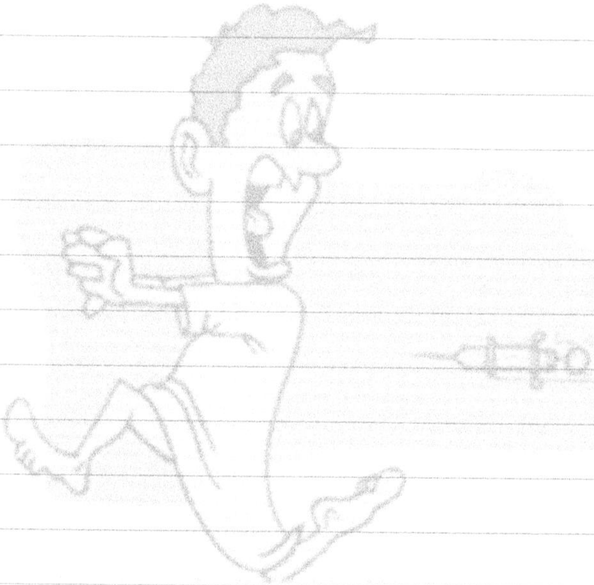

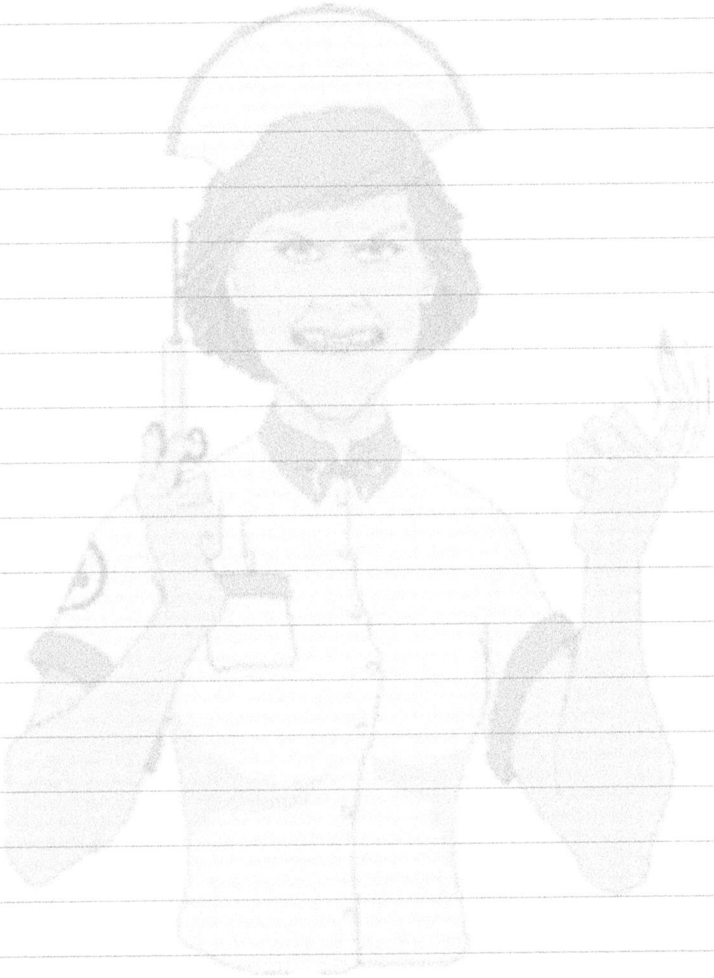

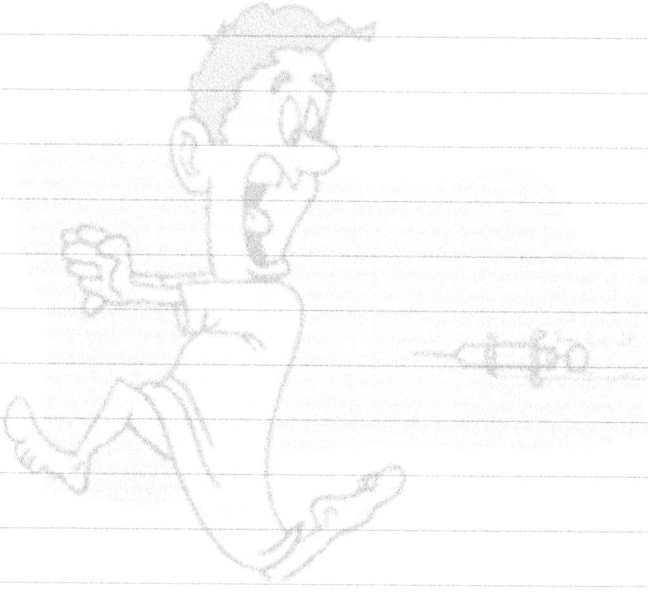

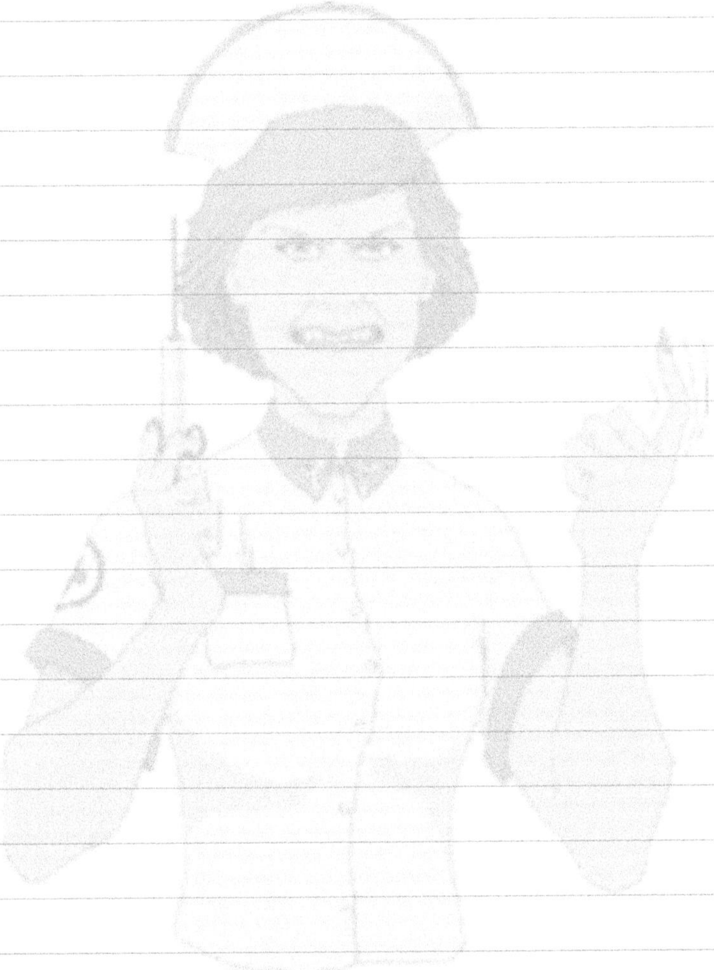

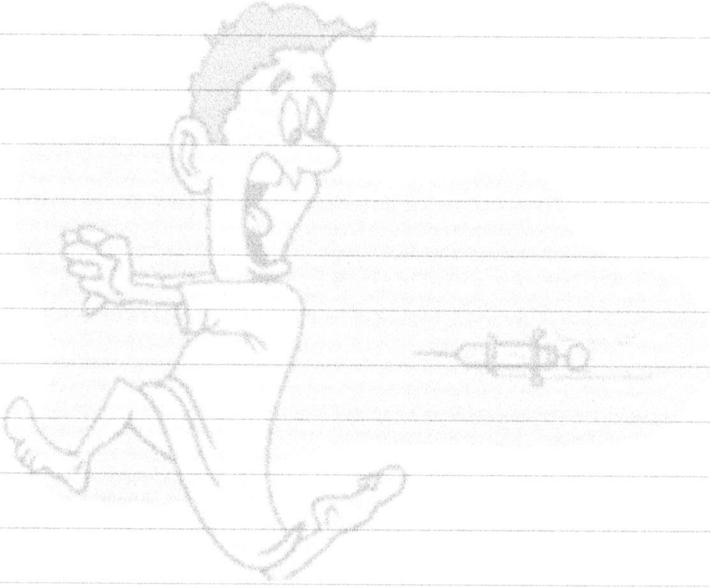

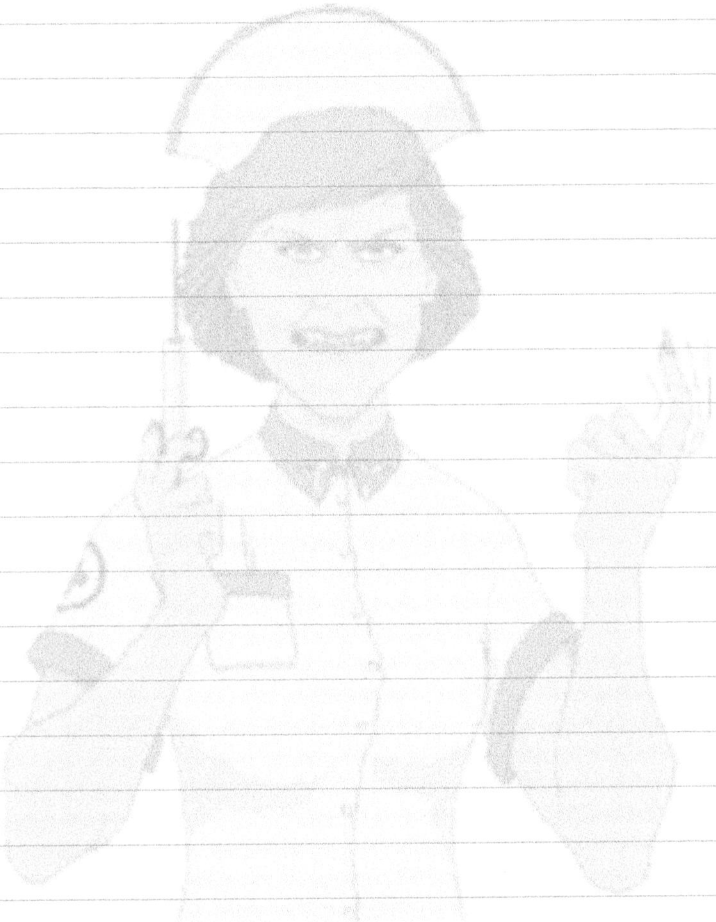

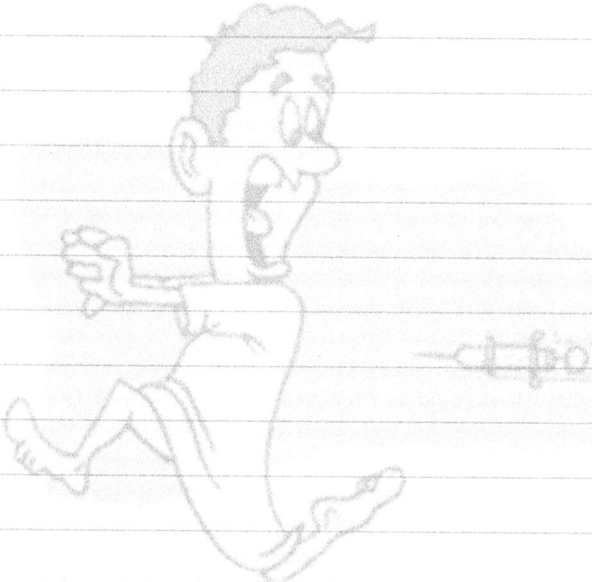

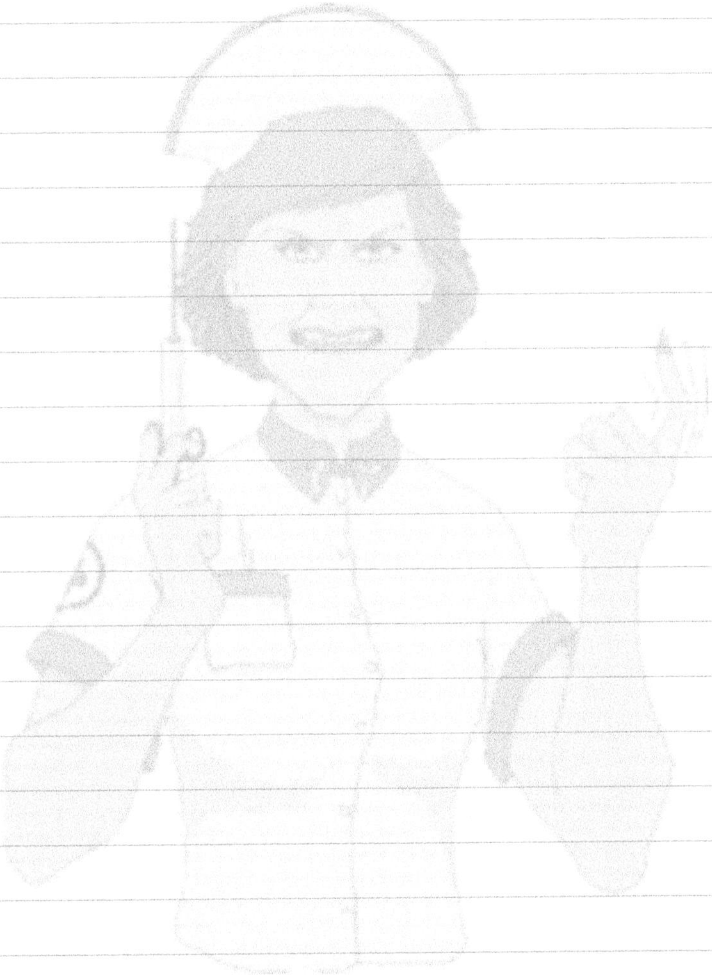

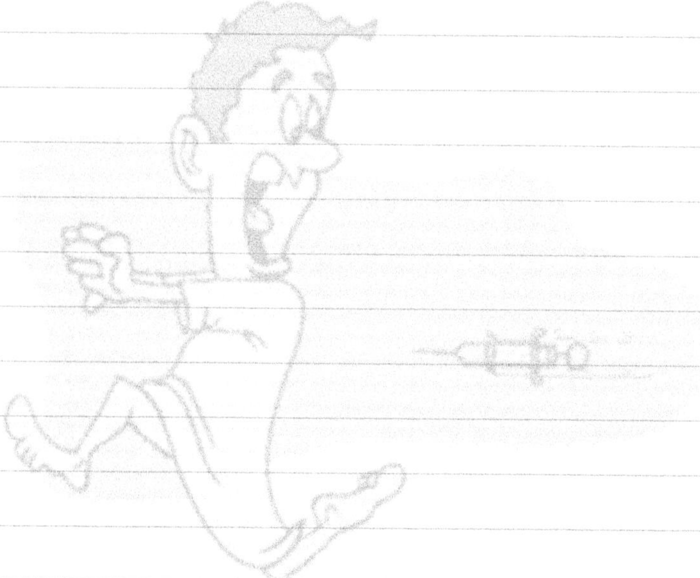

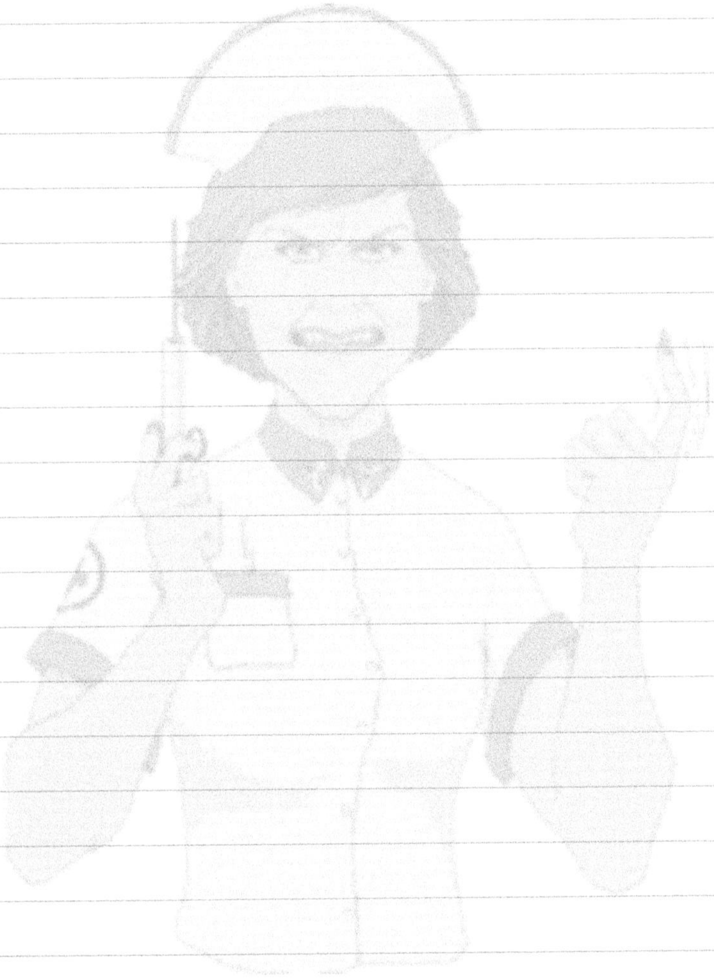

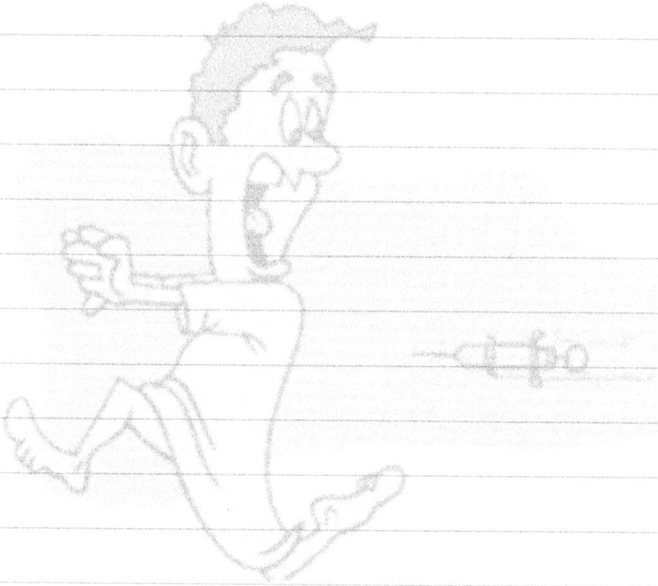

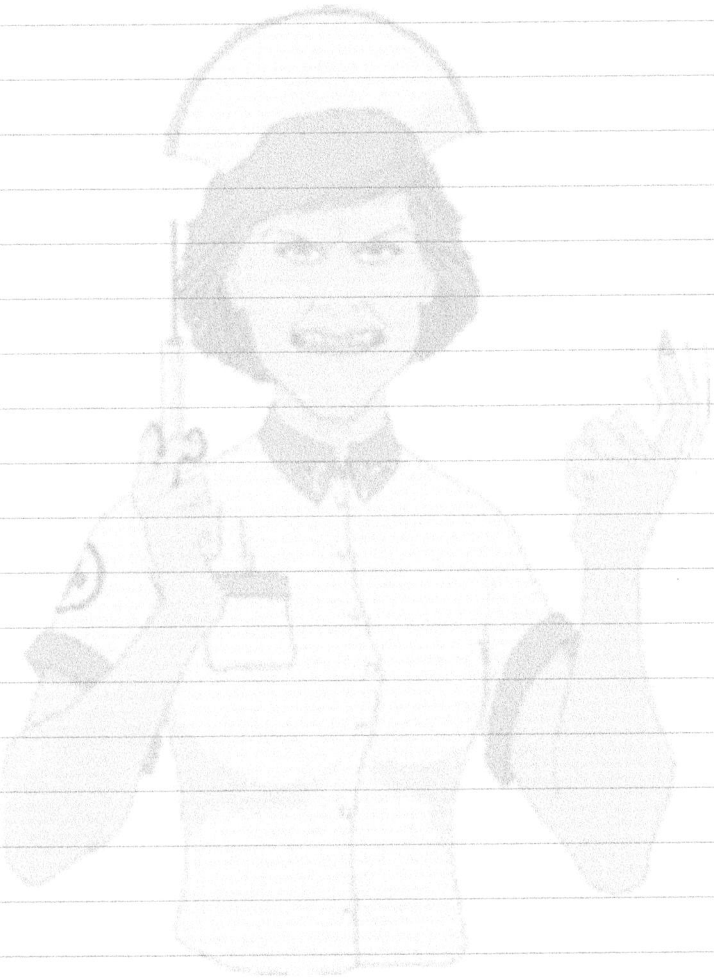

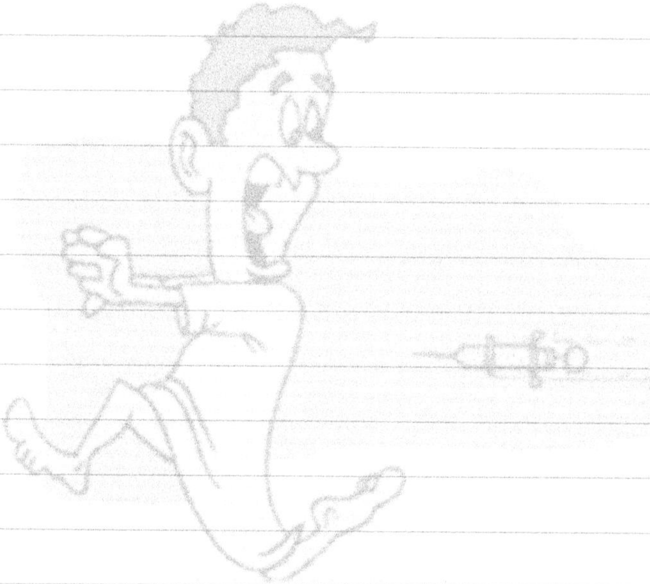

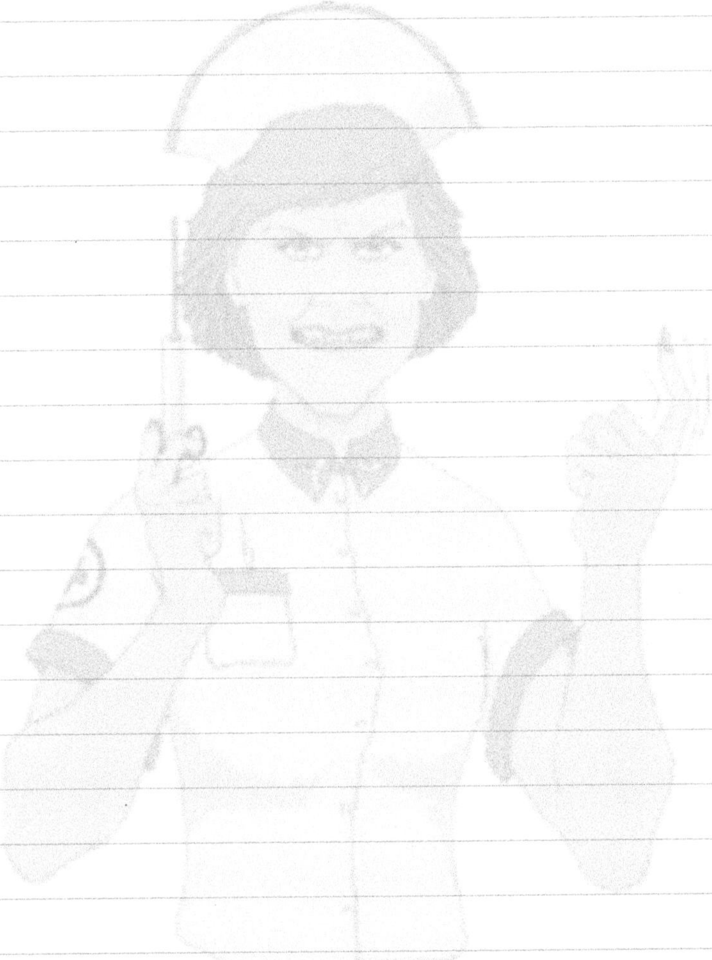

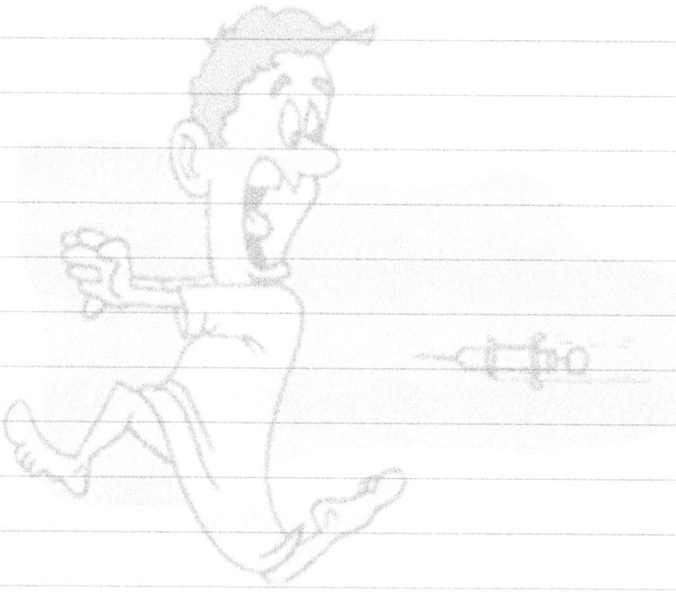

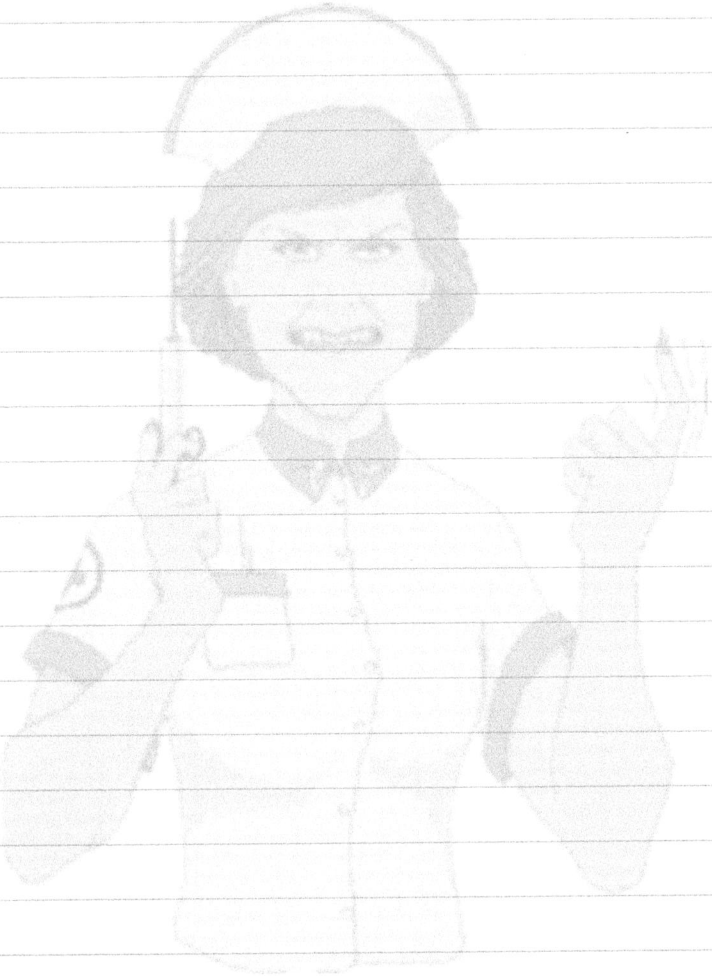

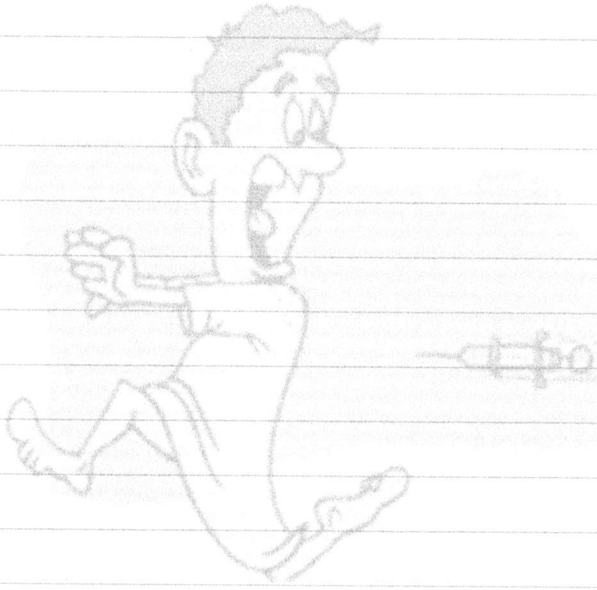

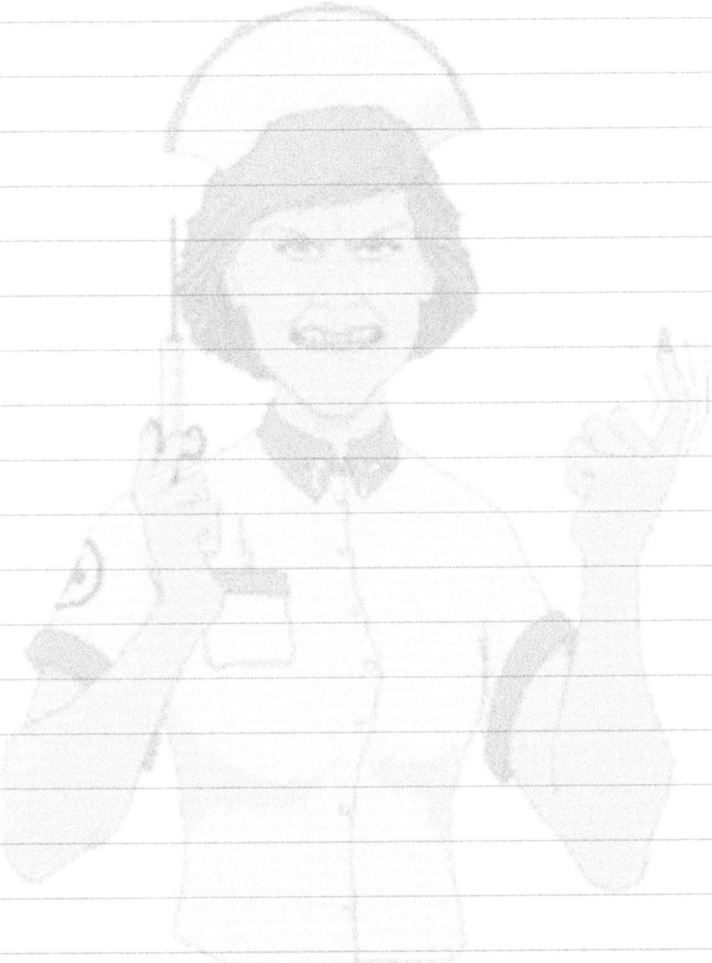

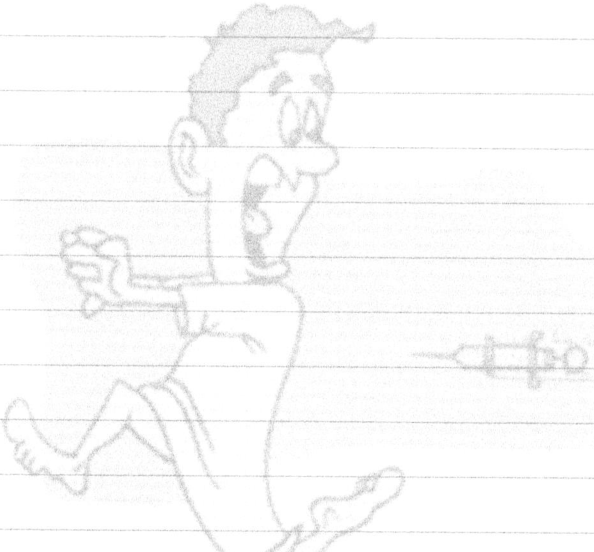

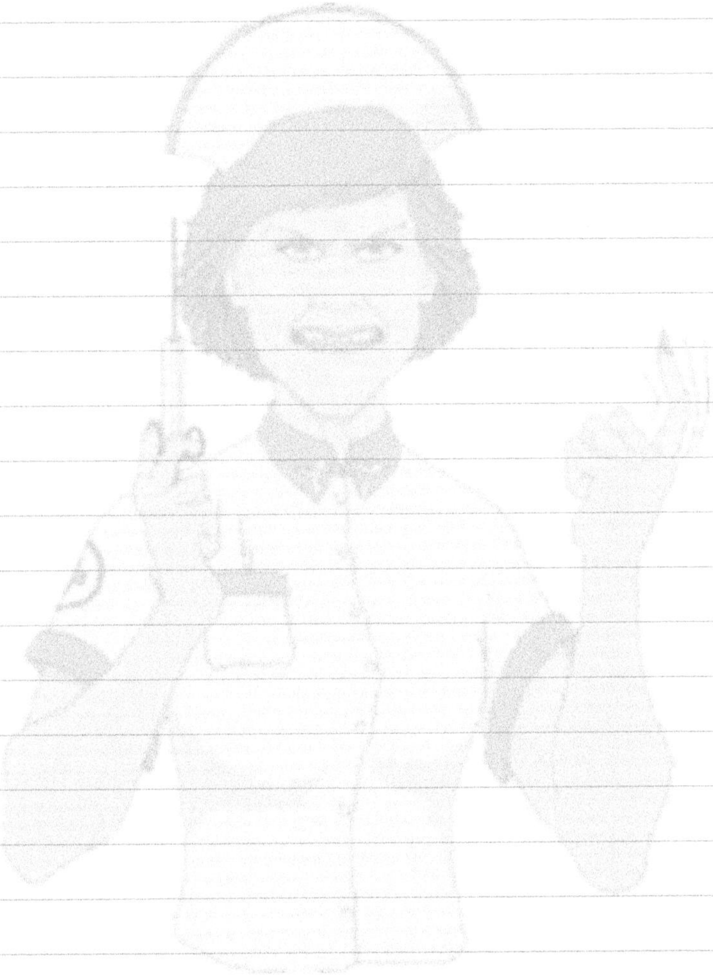

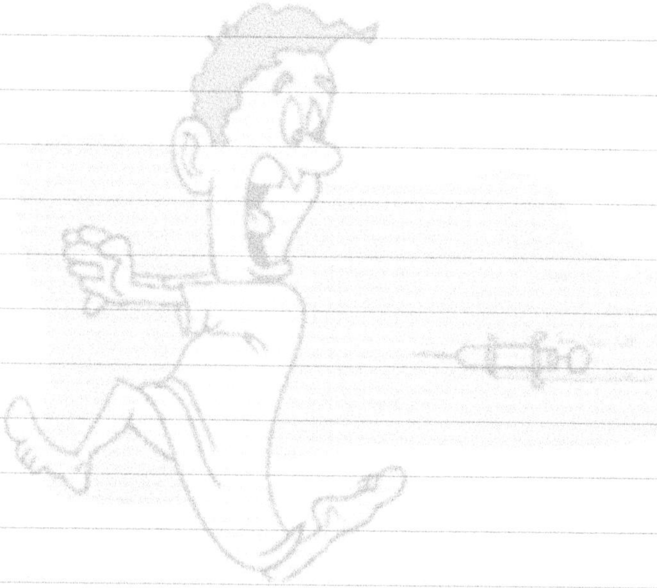

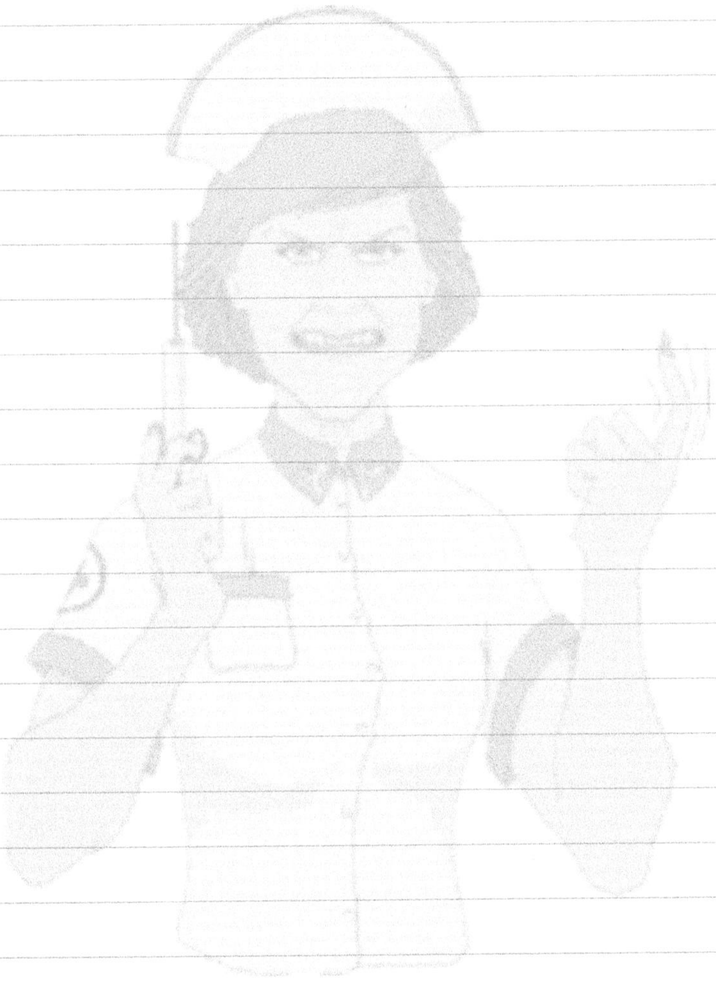

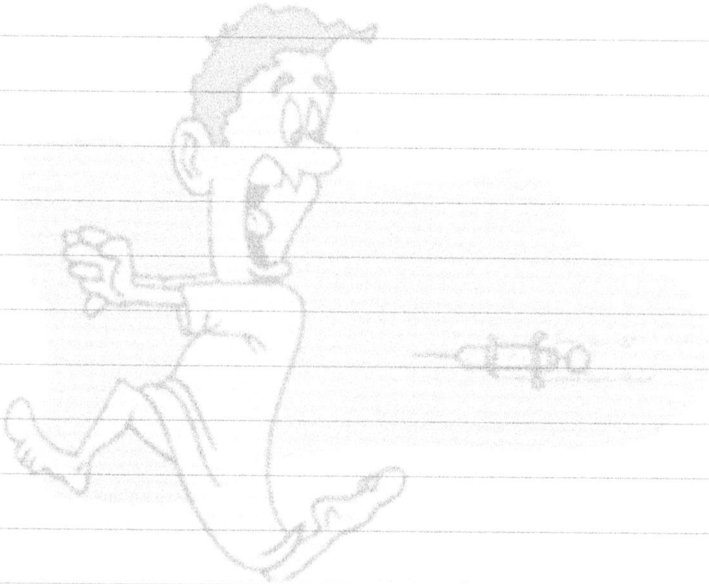

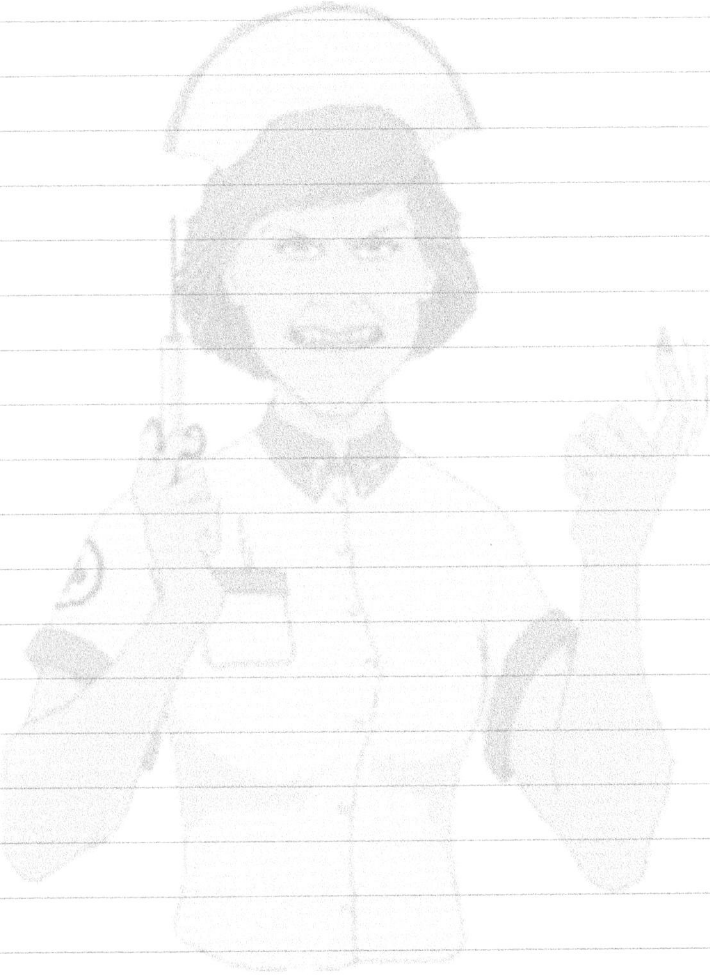

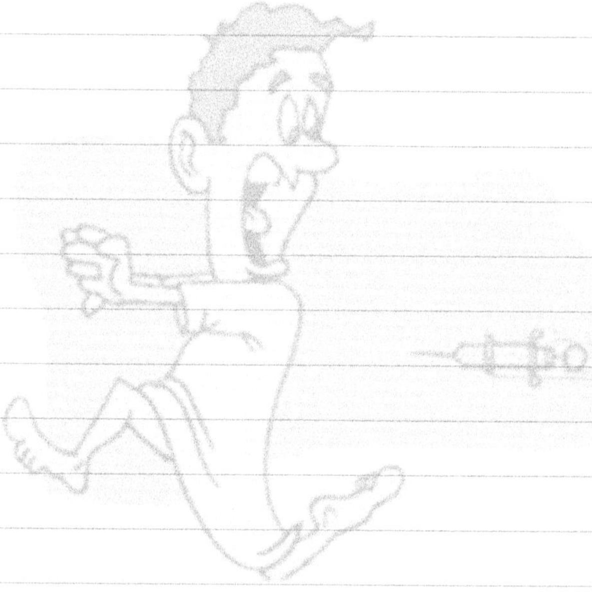

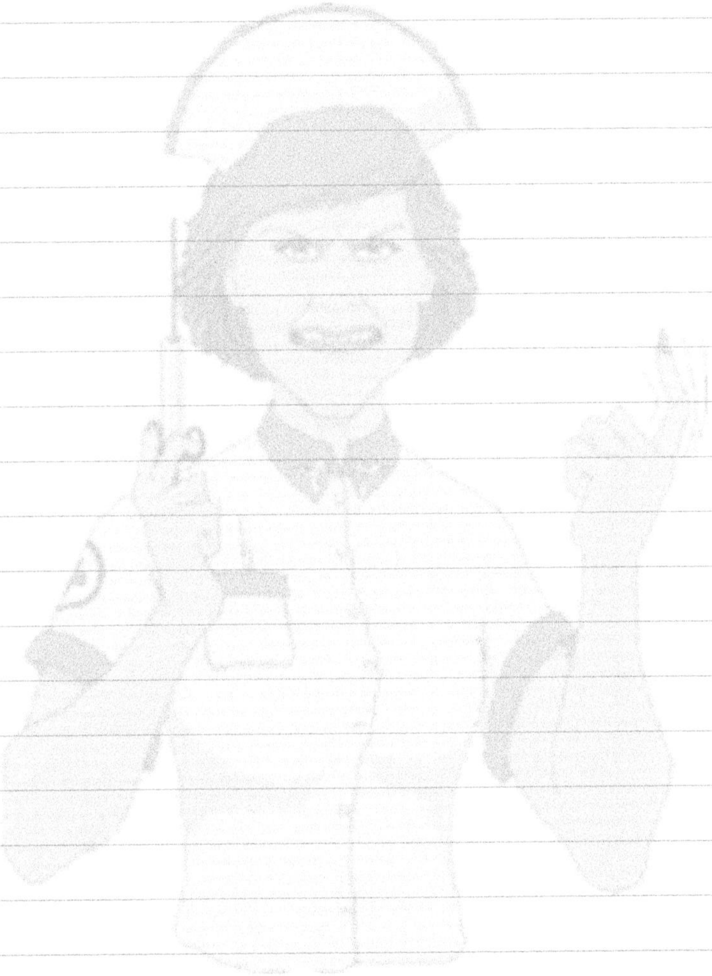

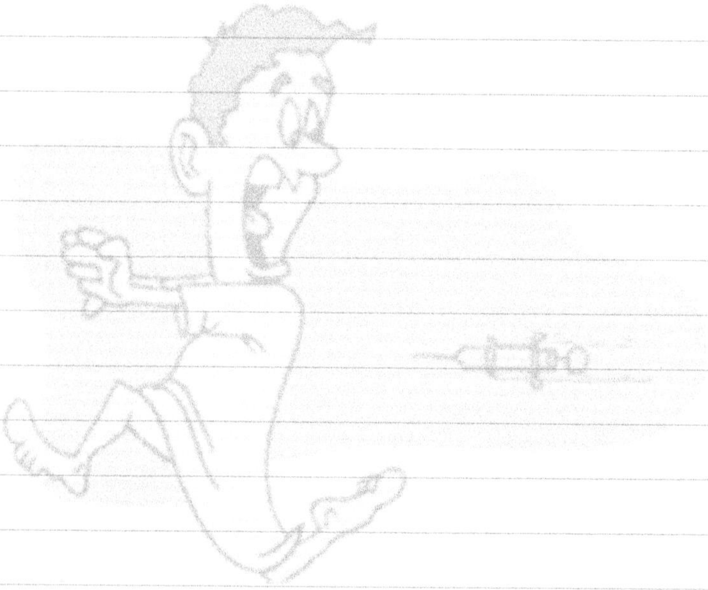

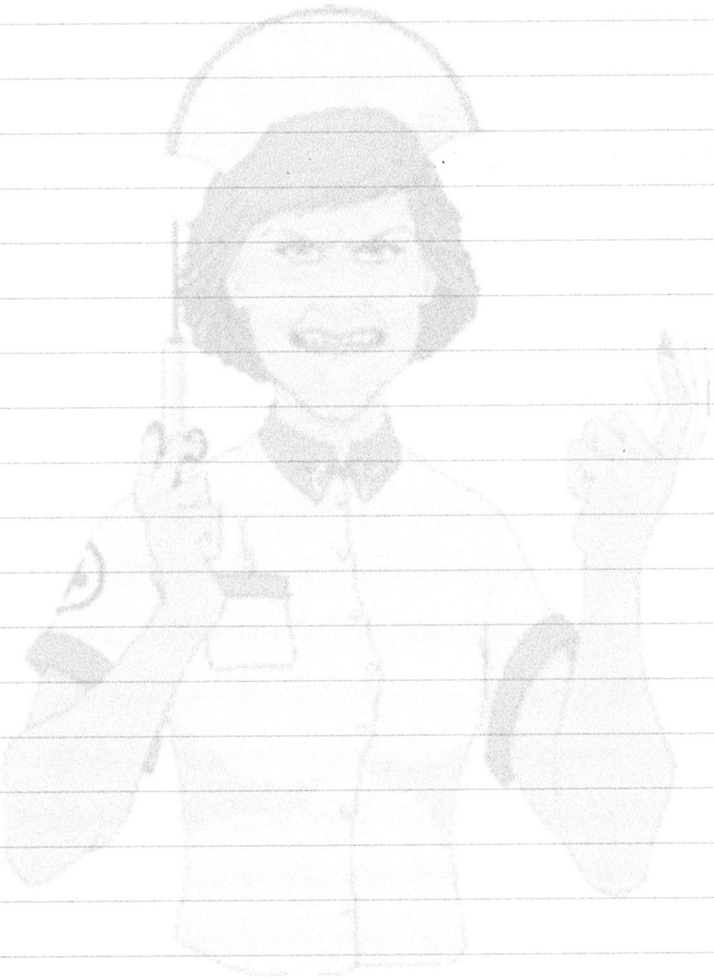

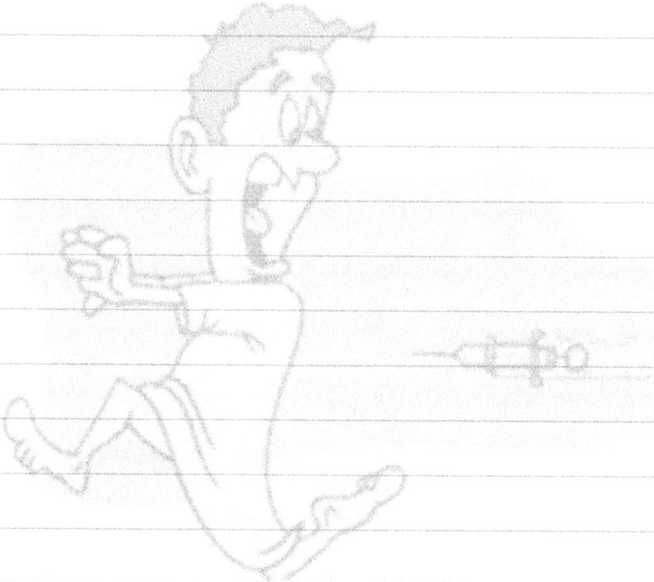

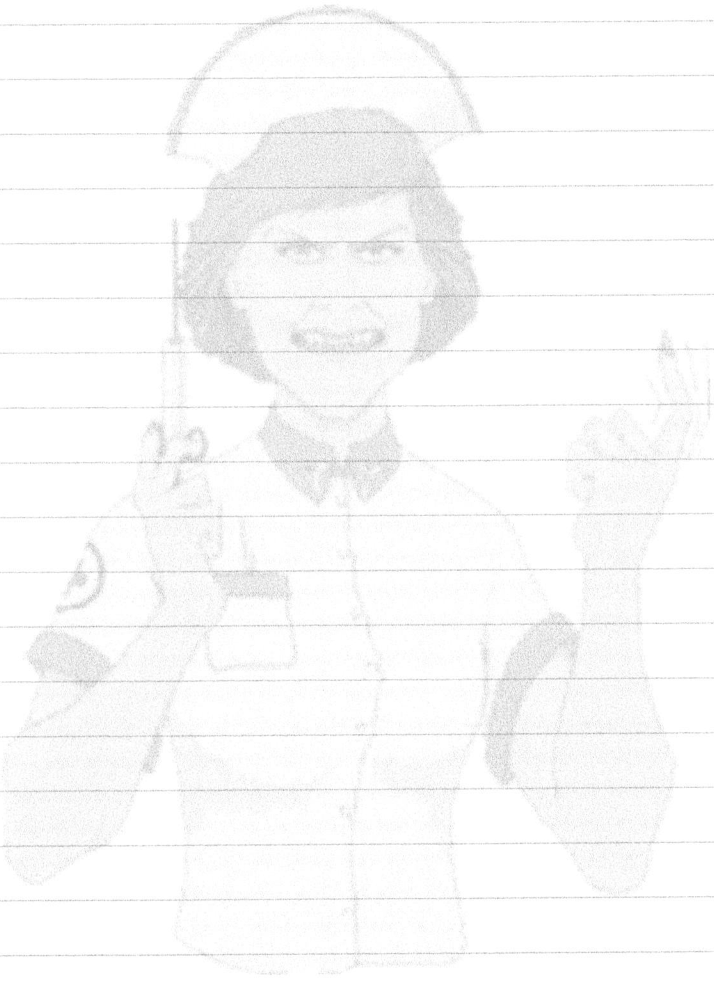

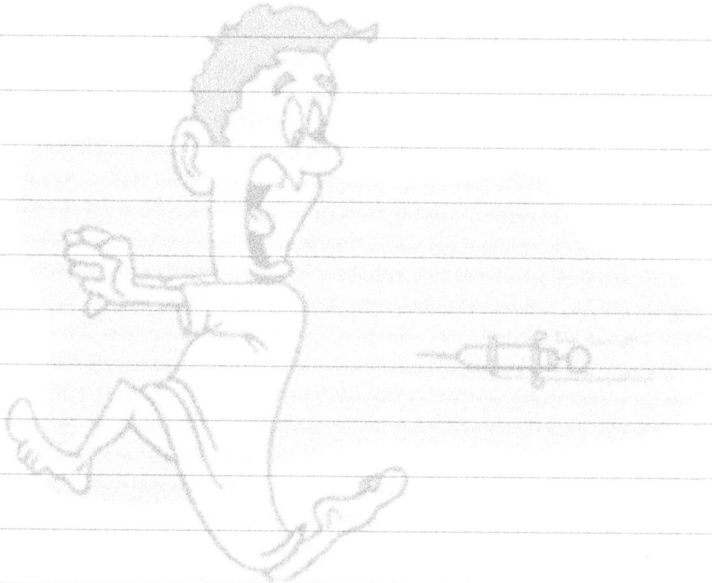

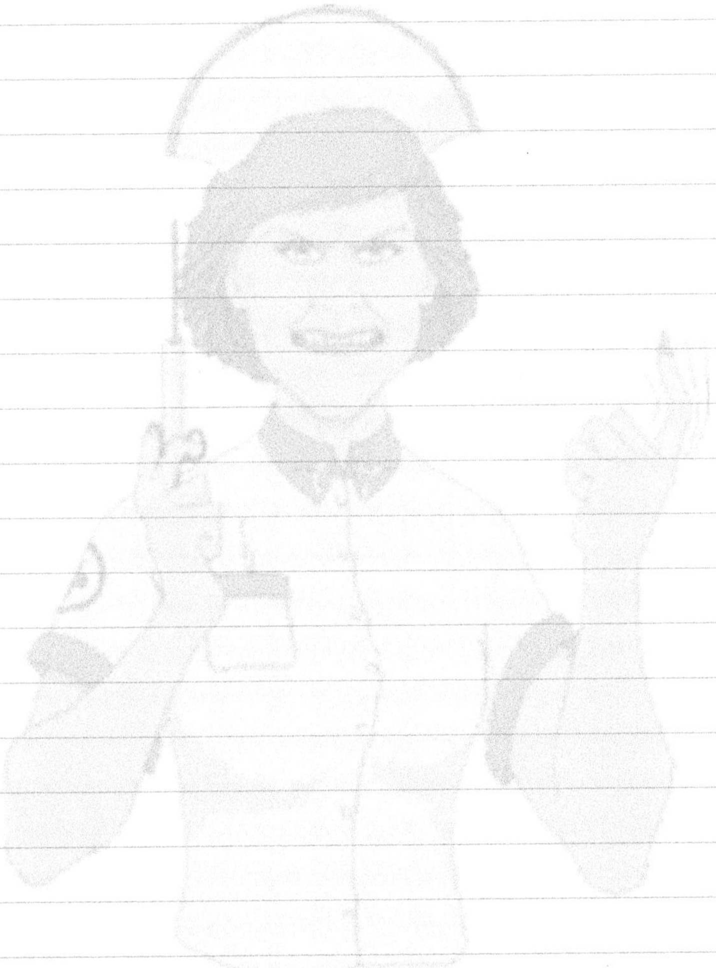

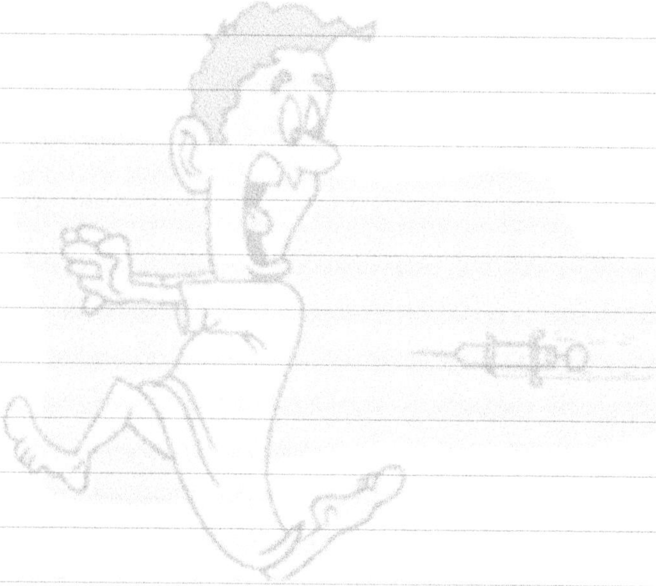

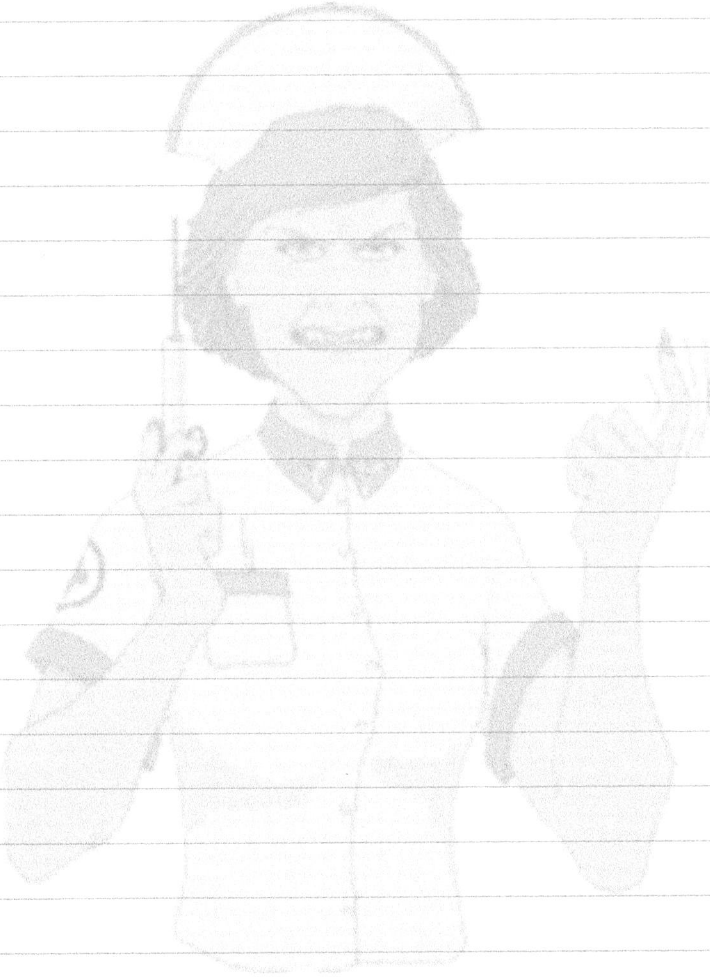

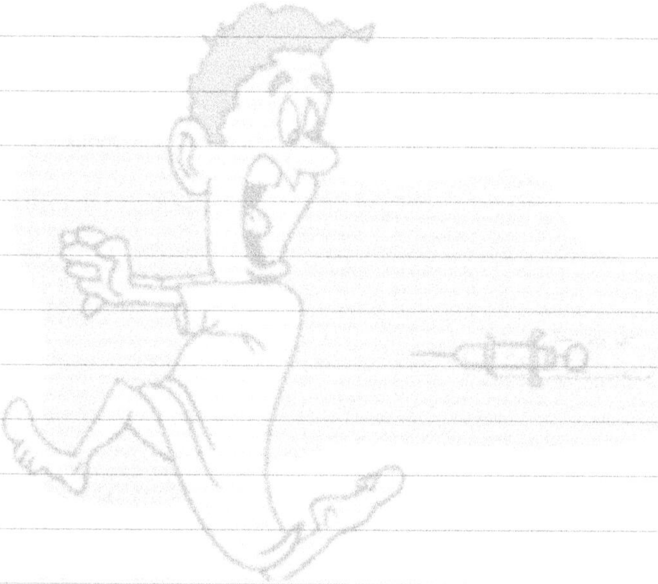

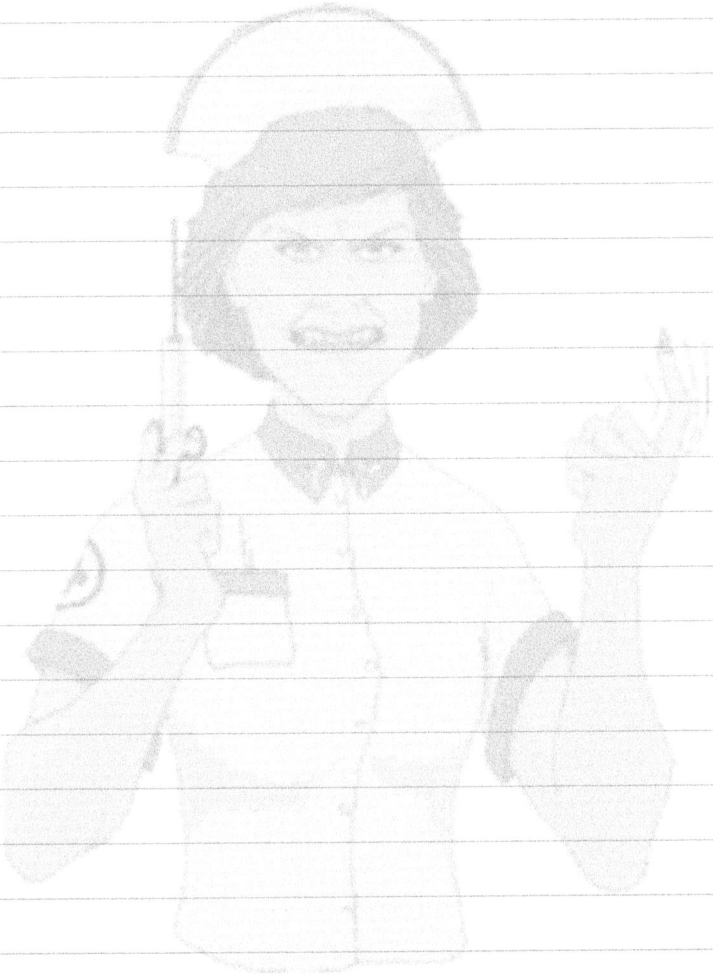

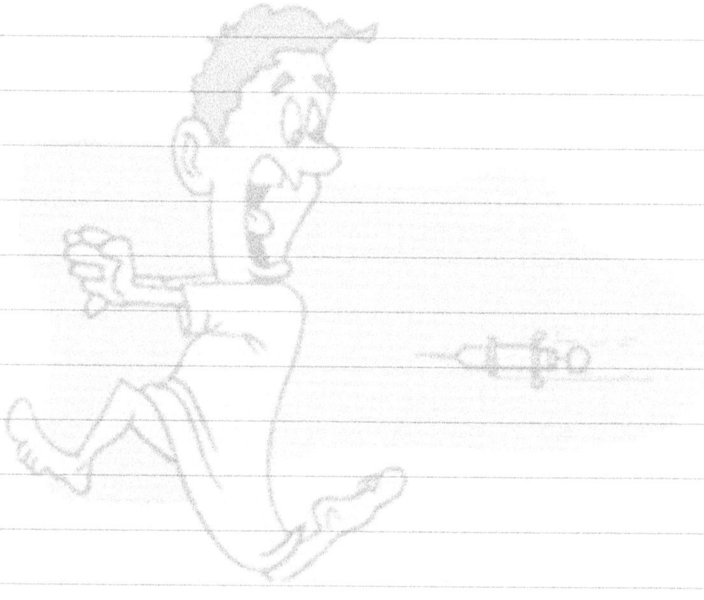

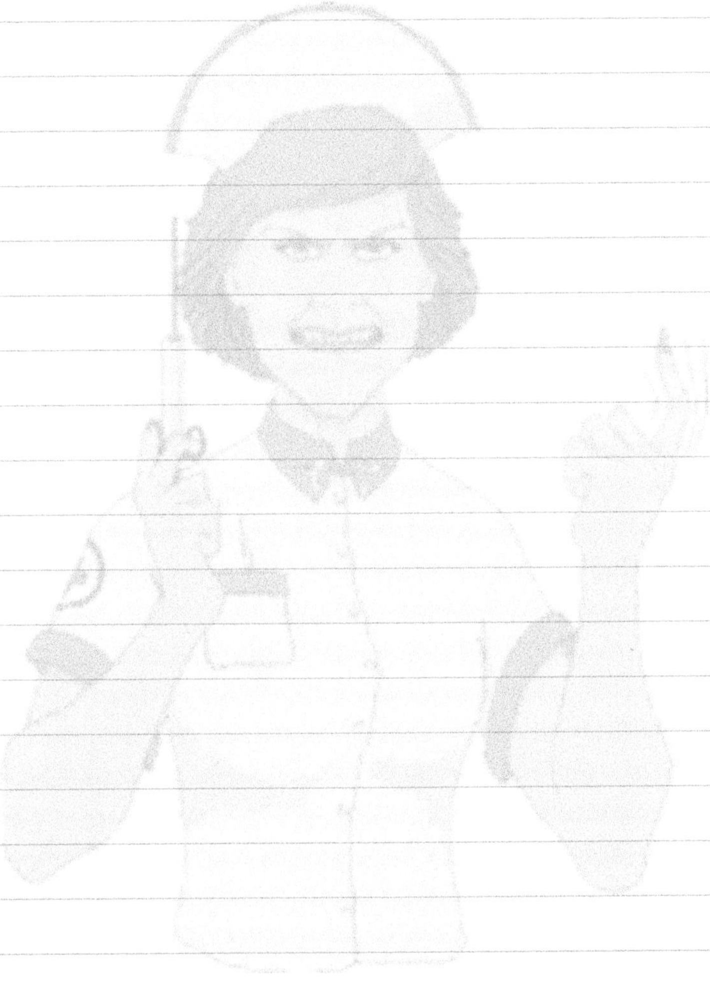

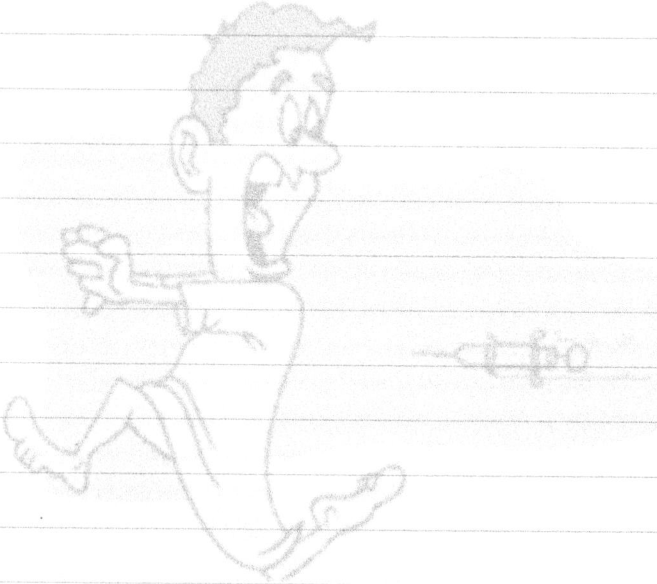

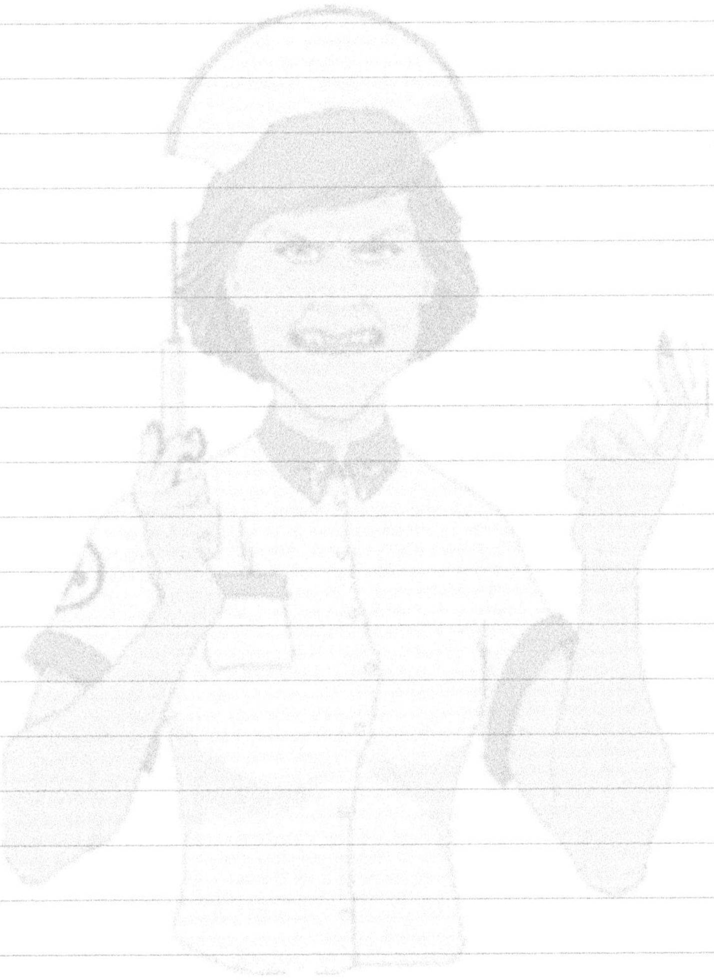

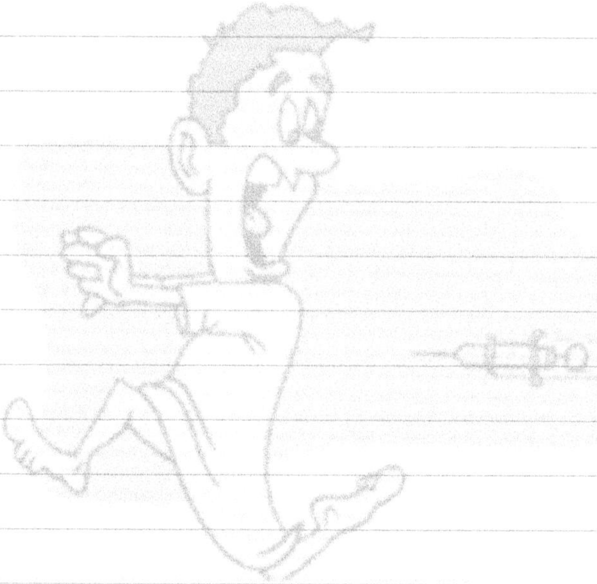

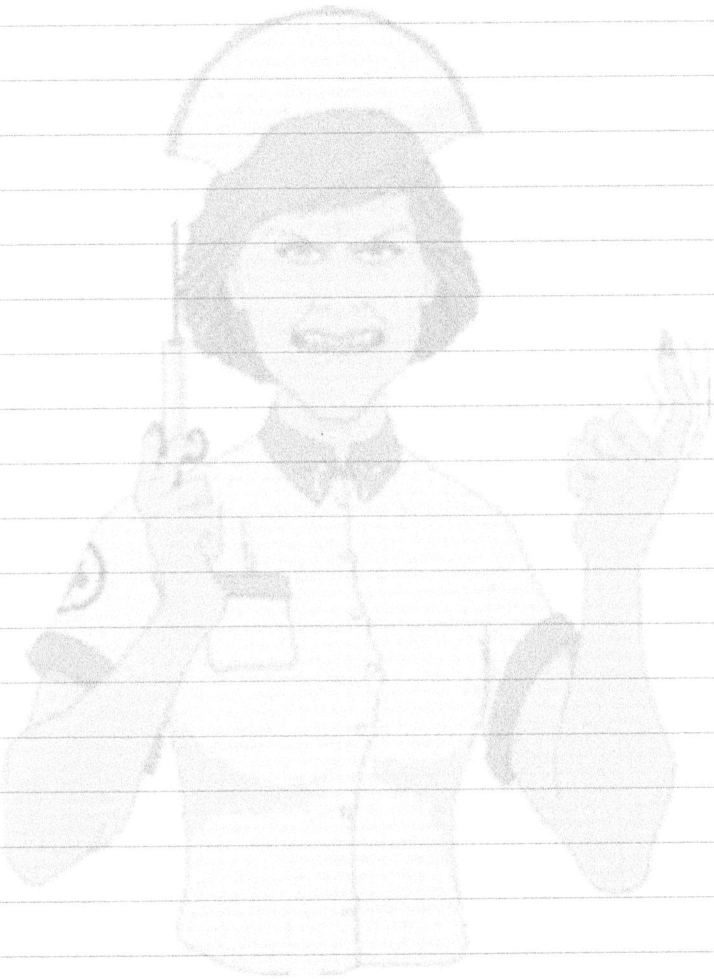

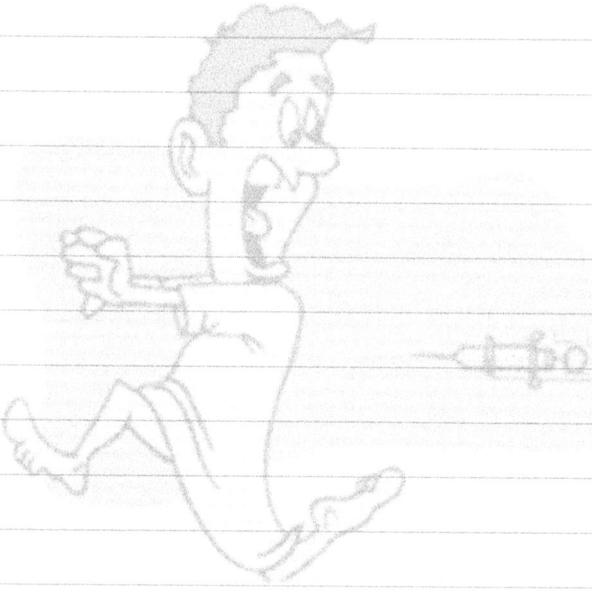

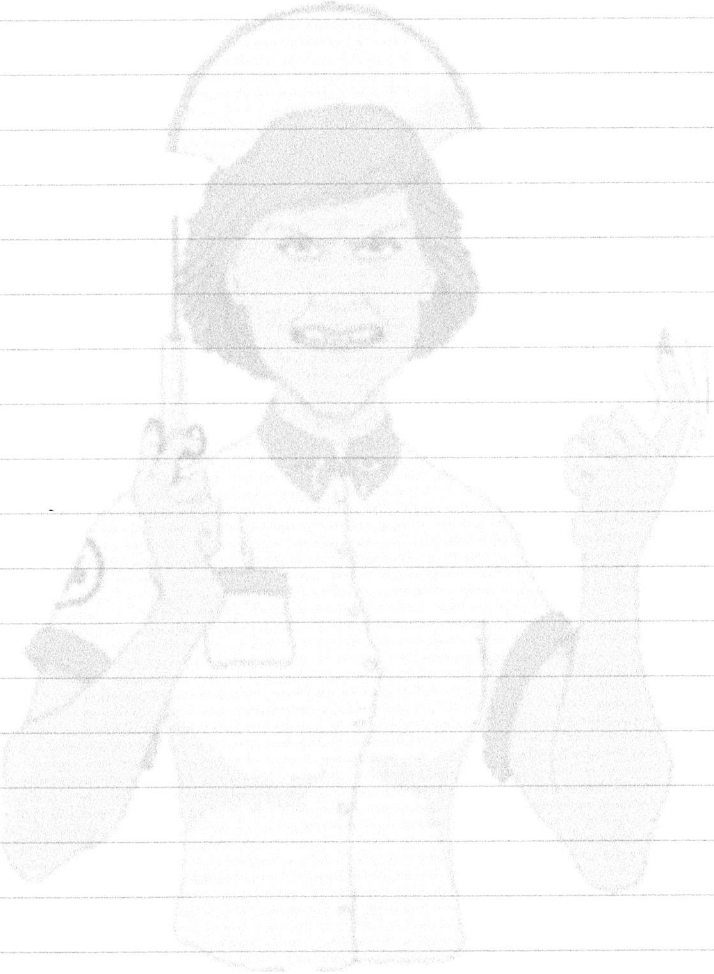

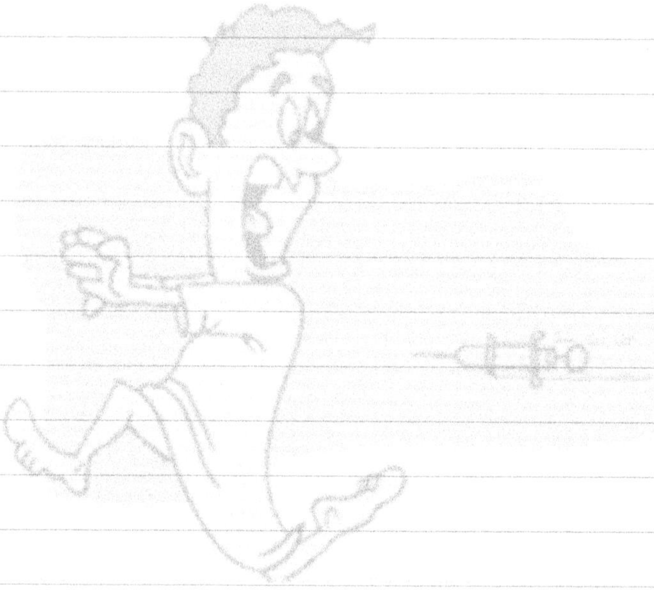

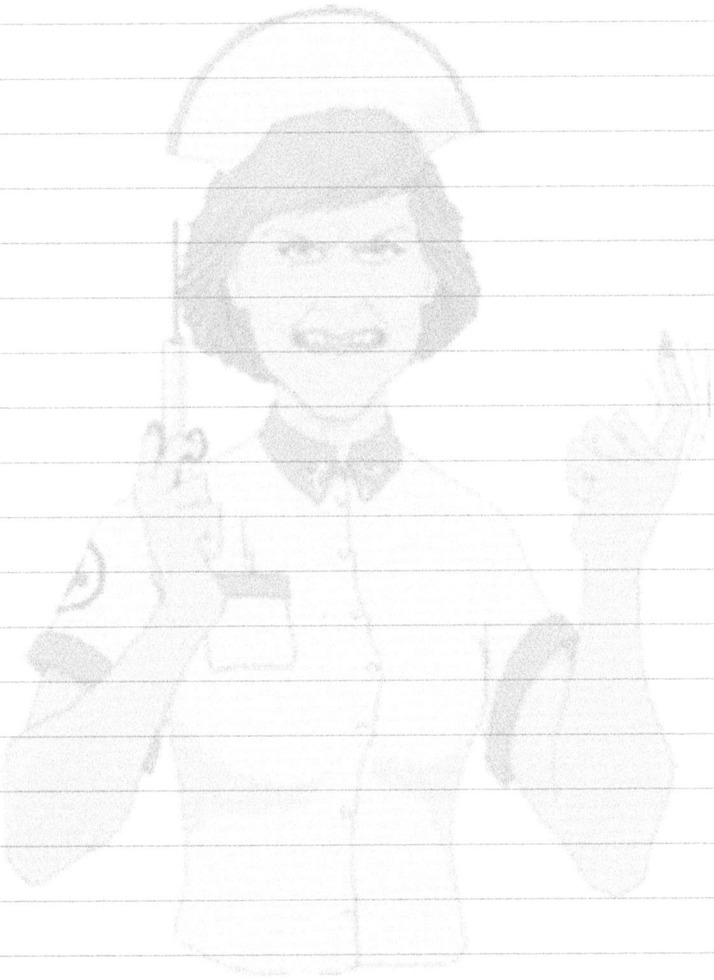

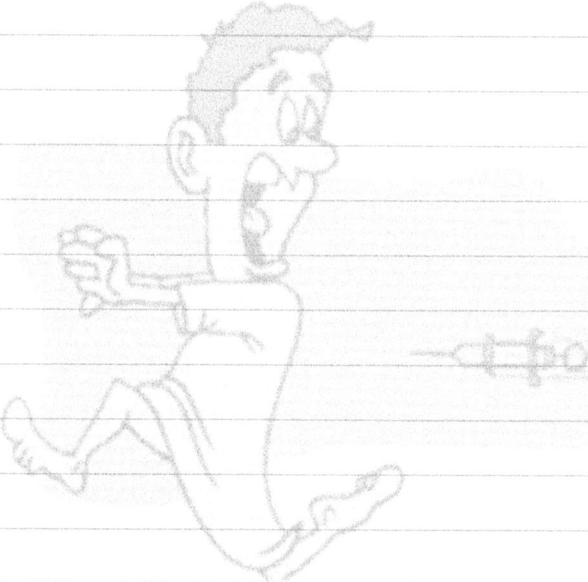

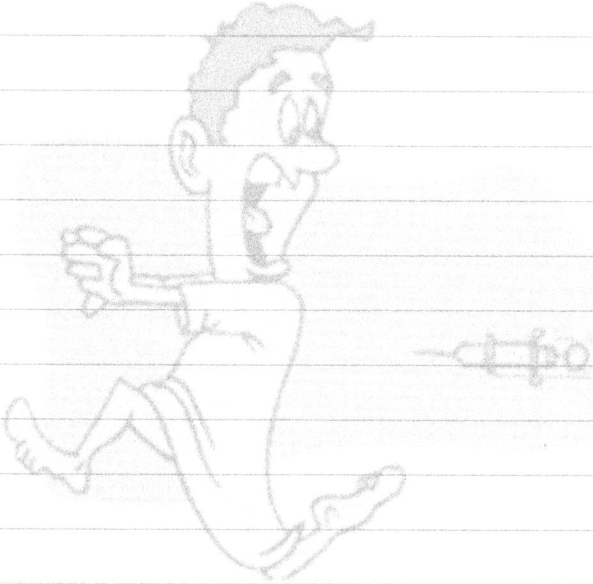

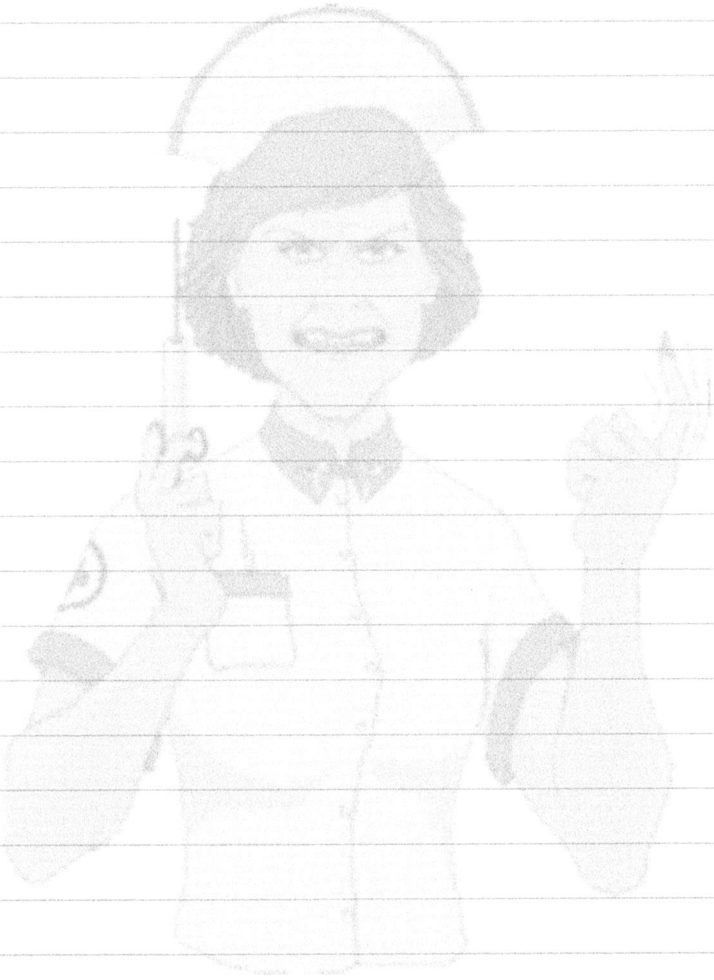

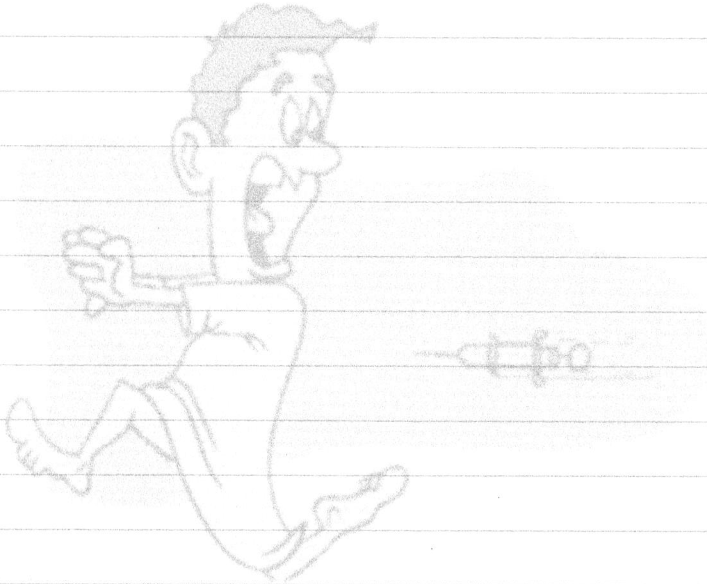

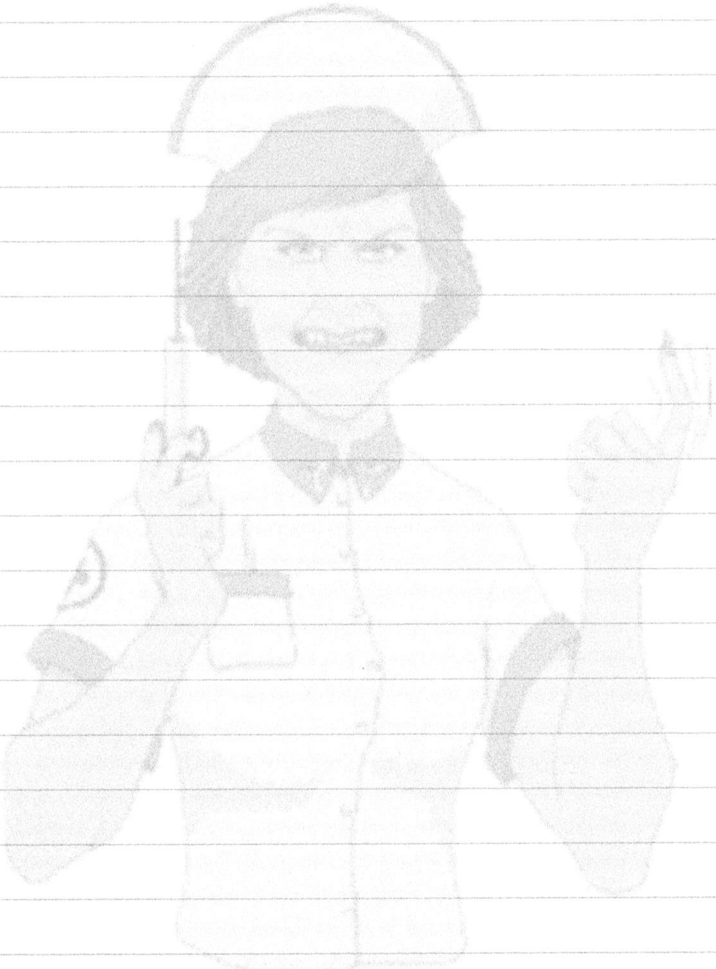

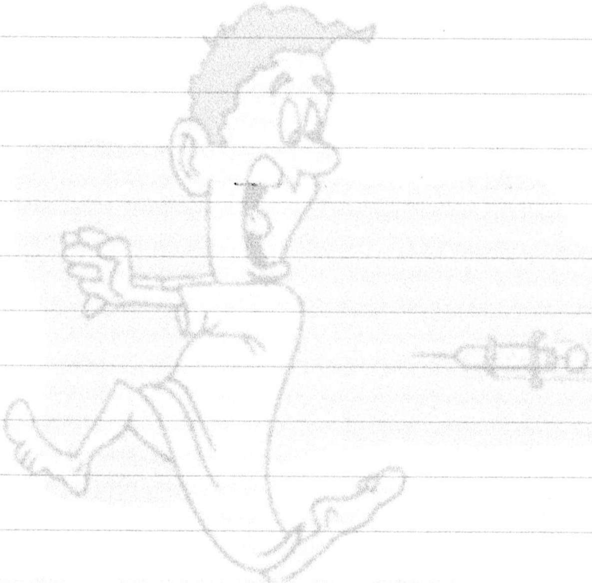

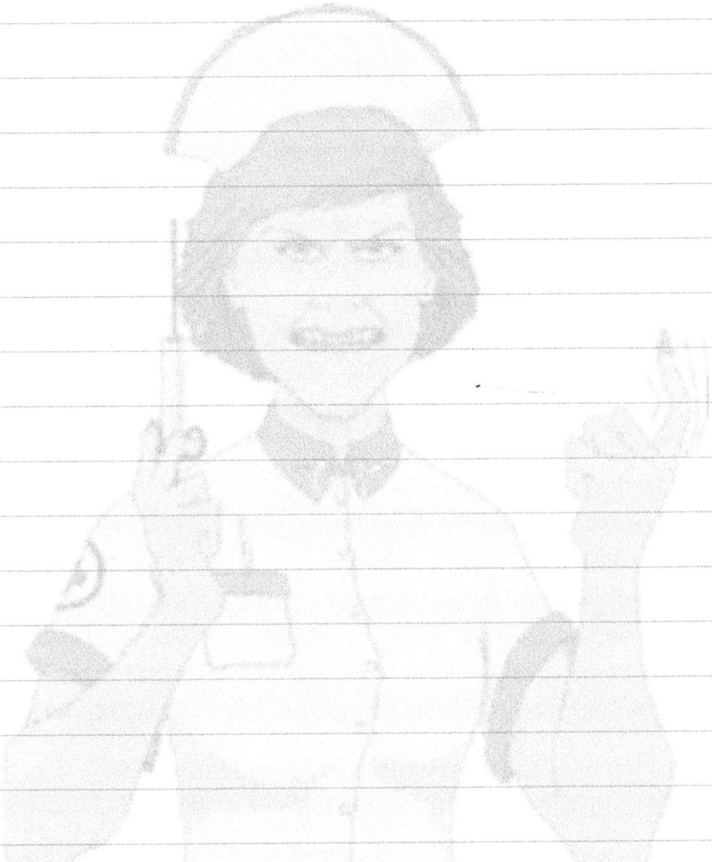

Books of Theo von Taane

book	ISBN / order nr.
Football Tacticboard & Training Workbook	9783734749605
Badminton Tacticboard & Training Workbook	9783734749643
Baseball Tacticboard & Training Workbook	9783734749650
Basketball Tacticboard & Training Workbook	9783734749681
Bowling Tacticboard & Training Workbook	9783734749698
Cricket Tacticboard & Training Workbook	9783734749711
Ice Hockey Tacticboard & Training Workbook	9783734749728
Fencing Tacticboard & Training Workbook	9783734749735
Field Hockey Tacticboard & Training Workbook	9783734749810
Football (Soccer) Tacticboard & Training Workbook	9783734749827
Futsal Tacticboard & Training Workbook	9783734749834
Handball Tacticboard & Training Workbook	9783734749841
Lacrosse Women Tacticboard & Training Workbook	9783734749858
Lacrosse Men Tacticboard & Training Workbook	9783734749865
Netball Tacticboard & Training Workbook	9783734749872
Rugby Tacticboard & Training Workbook	9783734749889
Chess Tacticboard & Training Workbook	9783734749896
Squash Tacticboard & Training Workbook	9783734749902
Tennis Tacticboard & Training Workbook	9783734749919
Table Tennis Tacticboard & Training Workbook	9783734749926
Volleyball Tacticboard & Training Workbook	9783734749933
Water Polo Tacticboard & Training Workbook	9783734749940

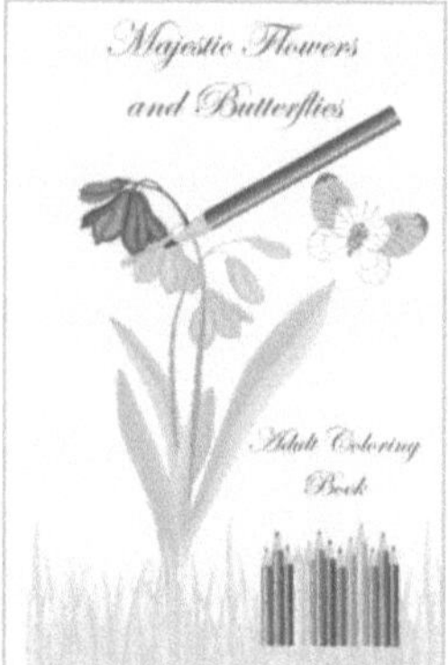

Majestic Flowers and Butterflies

- Adult Coloring Book - ISBN: 9783739227085

This coloring book for adults contains 36 beautiful patterns of various flowers. Experience hours full of stress relief, mindful calm, creative expression and fun.

Use crayons, felt-tip pens and colored pencils to give the patterns a personal touch.

Millions of people worldwide have rediscovered the simple relaxation and joy of coloring!

Join this community and find yourself enchanted by the magical passion of inspiring coloring.

Theo von Taane

3D Volleyball 2 in 1
Taktikboard und Trainingsbuch

Das 2 in 1 Taktikboard und Trainingsbuch zur schnellen Erstellung von coaching Anweisungen/Spieltaktiken und -plänen, enthält nicht nur sportspezifische Vorlagen (Spielfeld und Raum für Notizen), sondern verfügt auch über eine wieder beschreibbare Fläche (Cover des Buchs), welche mit handelsüblichen whiteboard Stiften beschrieben werden kann und trocken abwischbar ist.

VORTEILE:

- Taktikbuch mit sportspezifischen Vordrucken (Spielfeld) zum schnellen und einfachen Skizzieren von Spieltaktiken/Übungen.
- Sind alle Seiten des Buches aufgebraucht, lässt sich das Cover mit whiteboard Stiften als Taktikboard unbegrenzt weiternutzen.
- Durch das handliche Format sowohl unterwegs als auch vor Ort zum Spiel oder Training nutzbar.
- Ideal zum spontanen Sammeln von Trainingsideen oder als Gedankenstütze.
- Ideal um dem Spieler durch schnelles Skizzieren der Übung den geplanten Trainingsablauf begreifbarer zu machen.
- Ideal zum Festhalten von geplante Spielzügen, um sie sich kurz vor dem Match oder währenddessen wieder ins Gedächtnis zu rufen.

FSC
www.fsc.org
MIX
Papier aus verantwortungsvollen Quellen
Paper from responsible sources
FSC® C105338

Bibliografische Information der Deutschen Nationalbibliothek:
Die Deutsche Nationalbibliothek verzeichnet diese Publikation in der Deutschen Nationalbibliografie; detaillierte bibliografische Daten sind im Internet über http://dnb.dnb.de abrufbar.

Texte und Illustrationen: ***Theo von Taane***

Herstellung und Verlag: BoD – Books on Demand, Norderstedt

ISBN: 9783739231426